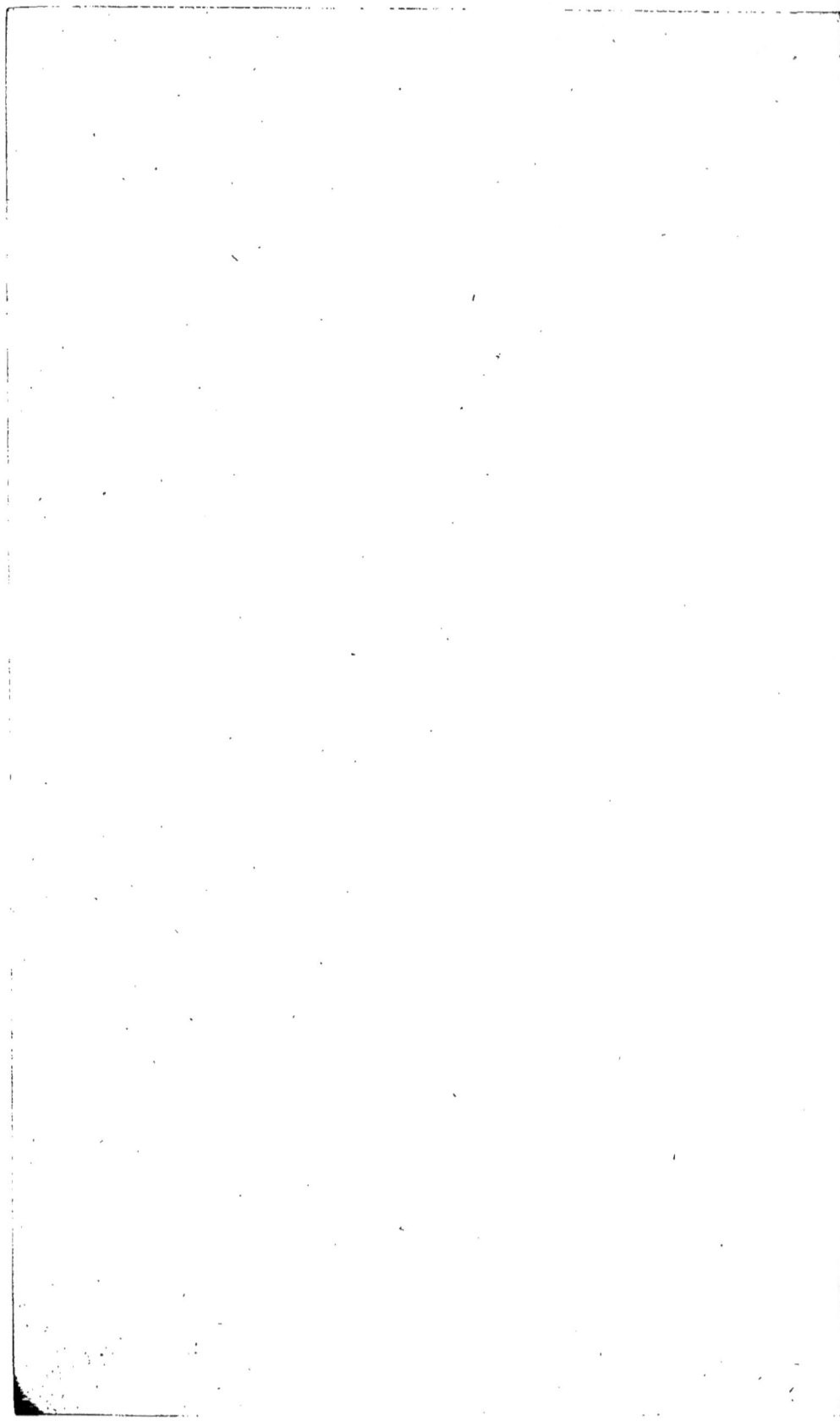

ASSOCIATION PHILOTECHNIQUE

SECTION DE CHOISY-LE-ROI (SEINE)

DU PROGRÈS

CONSIDÉRÉ PARTICULIÈREMENT

AU POINT DE VUE DU BIEN-ÊTRE HYGIÉNIQUE DES CLASSES LABORIEUSES

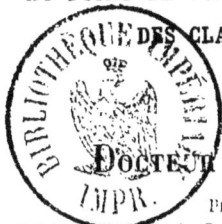

PAR LE

Docteur C. E. BOURDIN

Professeur d'hygiène,

Membre titulaire et fondateur des Sociétés de *Statistique* et *Médico-psychologique* de Paris
Membre correspondant de l'Académie royale de médecine et chirurgie de Madrid;
de l'Académie impériale des *Arts, Sciences et Belles-Lettres* de Rouen;
des Sociétés *Médico-pratique* et *Médico-chirurgicale* de Paris;
des Sociétés de médecine de Nancy, Tours, Besançon;
Officier d'Académie.

PRIX : 50 Centimes

PARIS

E. DENTU, Libraire-Éditeur

PALAIS-ROYAL, 17 ET 19, GALERIE D'ORLÉANS

1865

DU MÊME AUTEUR

TRAITÉ DE CATALEPSIE. 1 vol. in-8°.

DU SUICIDE CONSIDÉRÉ COMME MALADIE. 1 vol. in-8°.

DE LA NATURE DU SUICIDE. Brochure in-8°

ESSAI SUR LA PHRÉNOLOGIE, *considérée dans ses principes généraux et son application pratique.* Brochure in-12.

DE L'ACTION CONCOMITANTE DU CHLOROFORME *sur le principe de la sensibilité et le principe des mouvements.* Brochure in-12. (L'auteur dans ce mémoire a le premier donné la formule qui permet d'employer le chloroforme avec sécurité.)

DES INCONVÉNIENTS DE L'USAGE DU CAMPHRE. Brochure in-12.

DE LA PROPRIÉTÉ HÉMOSTATIQUE DU COTON, mémoire adressé à l'Académie des sciences. (Ce travail a pour but de faire connaître la découverte, faite par l'auteur, de la propriété que possède le coton d'arrêter les hémorrhagies.) Brochure in-8°.

ÉPIDÉMIE DE ROUGEOLE. Brochure in-8°.

DU

PROGRÈS

EN HYGIÈNE

———◦———

Quand on jette un regard calme et impartial sur la société
moderne, on est frappé d'un spectacle qui captive par sa gran-
deur. Cette société s'avance puissante et irrésistible dans la
double voie de son perfectionnement physique et moral. Ni le
temps, ni l'espace, ni les vicissitudes des empires ne sont des
obstacles invincibles à la marche lente, mais fatale, de l'humanité. Tout tend au même but final, savoir : l'amélioration du
sort commun du genre humain.

Depuis le commencement des temps, les forces confiées à
l'homme par la Divinité sont mises en œuvre pour l'accomplissement de ce noble dessein, et dans toutes les sphères
sociales se rencontrent des aspirations qui visent au même
objet.

Mais le travail des siècles semble un long enfantement plein
de labeur. Ce qui se passe sous nos yeux nous donne la clef des

efforts tentés autrefois pour l'accomplissement de l'œuvre humaine. En effet, tout se meut autour de nous, tout s'agite et conspire à l'unisson. La science, toujours vigilante, toujours dévouée, s'applique avec une ardeur infatigable à la conquête du monde matériel. Le commerce, plein de sécurité, étend chaque jour ses relations, et augmente la richesse générale. Il rapproche les hommes de tous les pays, les lie les uns aux autres, au nom de leurs propres intérêts, et par là concourt à l'apaisement des rivalités nationales. Grande œuvre, digne de tous nos respects ! Les arts et l'industrie fécondés par la science répandent sans cesse le travail et le bien-être qui en est la suite.

Ainsi chacun paie sa dette à la société. Les uns apportent le concours de leurs bras, les autres payent leur tribut avec les labeurs de l'intelligence. Par ces efforts communs la puissance de l'humanité grandit, et, semblable à une rosée fécondante, elle se répand sur le monde avec une généreuse profusion.

Malgré des conditions si favorables, la société moderne se trouble et s'agite, emportée par des désirs non satisfaits, et, plus souvent encore, entraînée par de folles conceptions.

Pourquoi cette agitation intestine ? Question grave, qui s'impose aux méditations, problème mystérieux qui peut être dédaigné, mais non supprimé. Ayons donc la patience de nous y arrêter un instant ; nous apprendrons peut-être si le monstre est fantôme ou réalité.

La grande préoccupation de l'époque se formule par un mot, le *progrès*. Ce mot rallie également les impatients et les ignorants. Drapeau complaisant, il abrite les passions diverses, aussi bien les appétits les plus grossiers que les aspirations les plus pures. Il s'agit de discerner la vérité.

Des novateurs téméraires ou imprudents veulent, au nom

du progrès, modifier de fond en comble la société actuelle. A les entendre, on croirait que cette société, mourant de consomption, attend, *in extremis*, les effets de leurs drogues merveilleuses. L'orgueil a de singuliers égarements. En fait, de telles prétentions sont-elles fondées ?

Si l'on veut réfléchir un instant, et si l'on veut considérer la marche des choses, en comparant l'état actuel avec l'état passé, on trouvera, dans cette comparaison même, une réponse à la question. Sans ce rapprochement, notre condition actuelle reste une énigme, et notre orgueil nous dispense de la reconnaissance due à ceux qui nous ont précédés dans la carrière.

Je ne tenterai pas de faire le tableau complet des conditions matérielles de la société moderne. Il serait impossible de grouper, dans un cadre restreint, les grandes découvertes que nous ont léguées les siècles, et qui constituent notre fonds présent. Je ne ferai qu'effleurer le sujet en parlant de quelques progrès accomplis dans les conditions de l'hygiène.

Afin de mieux nous entendre, descendons dans le terre à terre de la vie réelle, pour y chercher les leçons de l'expérience.

Il existe un grand nombre d'ouvriers qui se distinguent par l'amour du travail et la bonne conduite. Simples dans leurs goûts, économes, sans ambition, entourés de l'estime et du respect de leurs concitoyens, leur vie s'écoule paisible et heureuse au milieu des joies de la famille. C'est de ces ouvriers que je veux plus particulièrement parler. Je m'occuperai peu de ce qui tient à l'état moral. La part de vérité que je cherche se trouve dans le réalisme tout pur.

Avant d'aller plus loin, établissons en principe que les jouissances accordées à l'homme sont de deux sortes : les unes répondent à des besoins réels, les autres à des besoins factices peu dignes d'intérêt. Les premières sont indispensables à la vie; elles nous sont imposées par la nature et doivent être respectées; les secondes sont le produit de notre faiblesse et de nos caprices : ce sont des tyrans qui nous subjuguent et nous ruinent. Qui donc oserait comparer le tabac et l'eau-de-vie au pain et aux vêtements?

Quelquefois nous cherchons des jouissances vaines et superflues jusque dans la possession des choses les plus indispensables. Il ne suffit pas que notre vêtement remplisse convenablement son office; nous ajoutons des ornements, si nous devons le porter en public. Que nous feraient la forme et la couleur d'une robe, si elles ne devaient faire naître un peu de dépit ou au moins quelque admiration dans le cœur d'une rivale ?

Ceci dit, examinons quelques-unes des conditions hygiéniques dans lesquelles se trouvent les ouvriers de nos cités.

Au premier rang je place l'alimentation.

La table de l'ouvrier économe est toujours bien servie. Par là j'entends que l'alimentation de la classe ouvrière de nos cités offre toutes les conditions exigées par l'hygiène.

Les aliments n'ont de valeur que par leurs propriétés nutritives. Les épices, les sauces, les aromates, et tous les mélanges que l'art culinaire a inventés, sont destinés à satisfaire la sensualité et ne répondent à aucun besoin physiologique.

De quoi se compose la nourriture journalière de l'ouvrier? De pain, de vin, de viande, de légumes. Le pain qu'il mange est de pur froment et ne diffère pas de celui dont l'Empereur lui-même fait usage. Le vin, qu'il boit avec mesure, est un cordial excellent, qui donne de la force et entretient la bonne humeur. La viande qu'il consomme provient des mêmes animaux qui ont été abattus pour les tables les plus somptueuses.

La côtelette servie à un millionnaire, le gigot mis à la broche pour un prince, ne diffèrent pas des côtelettes et des gigots mangés par le paysan. Les légumes des pauvres, comme ceux des grands, sont produits par la terre, notre mère commune.

Le pain est l'aliment par excellence et la base de l'alimentation des peuples de l'Europe. A ce titre il mérite une mention particulière.

Quand le blé manque, la famine apparaît. Ce cruel fléau frappe la France toutes les fois que nos campagnes ne nous donnent que 315 jours de nourriture.

L'histoire nous a conservé le souvenir de disettes dont le récit fait frémir. Elle a buriné, en quelques traits ineffaçables, les désastres occasionnés par la faim. Sans remonter bien loin dans nos annales, arrêtons-nous au dix-huitième siècle.

Voici ce que nous lisons dans une correspondance officielle :

« .... Les pauvres hommes des champs semblent des « carcasses déterrées. La pâture des loups est aujourd'hui la « nourriture des chrétiens; car, quand ils trouvent des che- « vaux, des ânes, et d'autres bêtes mortes ou étouffées, ils « se repaissent de cette chair corrompue qui les fait plutôt « mourir que vivre.

« Plusieurs femmes et enfants ont été trouvés morts sur le « chemin et dans les blés, la bouche pleine d'herbe...

« .... M. Rouillon, vicaire de Saint-Sauveur, à Blois, « atteste qu'il a vu deux enfants, dans le cimetière, sucer les « os des trépassés, comme on les tirait d'une fosse pour y en- « terrer un mort... »

(Extrait de la *Correspondance administrative sous le règne de Louis XIV.*)

Je vous fais grâce d'une plus longue citation. Ces quelques mots suffisent pour montrer à quelles extrémités la faim peut réduire notre pauvre espèce humaine.

De pareils événements se renouvelleront-ils? Bien téméraire serait celui qui ferait une réponse positive à cette question. Nul homme sur terre ne peut répondre de la clémence ou de l'inclémence des saisons. Toutefois, je me crois autorisé à vous rassurer, au moins dans une certaine mesure.

Quelques mots d'explication sont nécessaires.

On ignore généralement que la France ne produit pas une quantité de blé suffisante pour nourrir tous ses enfants. En 1704, Vauban, l'illustre ingénieur, constatait que 13 millions de Français ne mangeaient *pas de pain de froment*. Notre condition actuelle est donc bien supérieure, sous ce rapport, à celle de nos aïeux.

Dans les années ordinaires nous demandons à l'étranger environ 2 jours 52 de nourriture. Dans les années calamiteuses, l'emprunt est beaucoup plus considérable. L'insuffisance de la récolte de 1861 étant représentée par 49 jours 50 de nourriture, et l'exportation par 9 jours, le déficit réel s'est élevé à 58 jours 50 de nourriture.

Grâce à la liberté du commerce des grains, l'importation a pu parer à cette insuffisance. L'opération, d'après M. Louis Millot, n'a pas coûté moins de 737 millions, somme considérable qui a passé entre les mains de l'étranger. C'était cher, j'en conviens, mais ce n'était pas trop pour échapper aux horreurs de la famine devenue inévitable sans cette ressource. Cet approvisionnement ayant assuré le pain quotidien, la nation a vécu dans une paix profonde, ne se doutant peut-être pas qu'elle était redevable de cet immense bienfait à la sollicitude et à la prévoyance du Gouvernement de l'Empereur.

Après le pain, le vin. On ne me pardonnerait pas de le passer sous silence.

Le vin est connu dès la plus haute antiquité. On sait que Noé, ignorant les effets de la précieuse liqueur, en but un peu trop et fut surpris par l'ivresse, ce qui lui valut les railleries peu respectueuses de son fils Cham.

Les anciens ne faisaient pas le vin comme nous. Ils ne connaissaient pas l'art de tirer, par l'effet de la simple fermentation, la quintescence du fruit de la vigne. Pline nous apprend que l'on mêlait au jus du raisin de l'hyssope, de l'anis, du romarin, du myrthe, des baies de lentisque, de l'absinthe et même de l'aloès. Le falerne tant chanté par Horace était un vin fabriqué avec du miel. Les officines de nos pharmaciens possèdent encore des vins analogues à ceux des Romains, mais ils ne servent pas à l'alimentation publique.

Les Romains autrefois, et les Grecs encore aujourd'hui, conservent le vin dans des pots de grès ou dans des peaux de bouc, qui lui donnent une saveur et surtout une odeur détestables.

Aujourd'hui le vin est presque une nécessité hygiénique. L'Europe en produit annuellement 100 millions d'hectolitres. Cela donne une moyenne approximative de 30 litres par an et par tête. Toutes les populations n'en font pas également usage, et tous les habitants d'un même pays n'en consomment pas une égale quantité; mais il ne manque pas de gens pour boire la part du voisin.

Les vins provenant de nos plus modestes crus de Bourgogne ou du Bordelais, qui sont consommés par les classes ouvrières de nos cités, sont incomparablement supérieurs aux vins réservés pour la table des grands d'autrefois. Henri IV, en bon Français, buvait du vin de Suresne; mais, en bon Gascon, il n'oublia jamais le jus divin produit par les ceps du Jurançon, au milieu desquels il avait été bercé.

Aux plus beaux temps de la Grèce et de Rome, les maîtres du monde n'ont jamais vu pétiller dans leurs verres rien d'analogue à notre champagne, qui donne la gaîté et le sourire aimable, qui surexcite les grâces de l'esprit et prédispose les convives aux doux épanchements de l'amitié.

La viande joue un grand rôle dans l'alimentation des citadins. La quantité actuellement consommée dépasse de beaucoup le chiffre atteint à toutes les époques de notre histoire. Il y a dix ans, la consommation moyenne s'élevait à 28 kilogrammes par an et par tête, ou à moins de 77 grammes par jour et par tête. A la même époque, le Parisien consommait en moyenne 94 kilogrammes par an, ou 414 grammes par jour. La répartition n'était donc pas égale. Dans certaines campagnes, on met le pot au feu quatre ou cinq fois par an, aux jours de fêtes carillonnées. La poule au pot du dimanche n'est encore qu'un rêve du bon roi Henri IV.

Malgré l'augmentation incontestable qui se produit dans le débit de la viande, nous reconnaissons que la quantité livrée à la consommation ne répond pas aux besoins de l'hygiène.

Certains économistes, nous comparant aux Anglais, regardent notre condition comme très-défavorable, parce que nous mangeons moins de viande que les blonds enfants d'Albion. Ces doctrines reposent sur une grossière ignorance des lois de l'hygiène. L'Anglais mange plus de viande que nous, le Français en mange plus que l'Espagnol, et l'Espagnol plus que l'Arabe. Tous ont raison. Chacun doit vivre selon son climat.

Notre cuisine diffère de celle de nos aïeux, probablement parce que nos goûts ne sont pas conformes aux leurs. Le fameux brouet noir, mets de prédilection des Spartiates, ne

trouverait plus de partisans parmi nous. Dans son traité *De
re rustica*, Columelle nous fait connaître les usages culinaires
des Gallo-Romains. Les seigneurs de cette époque servaient à
leurs convives des viandes abondantes, des quartiers de bœuf,
de mouton, de porc, de chevreau, « le tout assaisonné avec
« des jaunes d'œuf, du poivre noir, de la semence de cumin,
« du safran, des graines de pavot, du benjoin et du miel. »
On servait aussi du sanglier accommodé aux pommes, du cerf,
du lièvre, du hérisson, du bœuf sauvage, sans préjudice des
oiseaux de basse-cour, des poissons et des plantes potagères,
parmi lesquelles figuraient la fève, l'aulnée confite, les pois
chiches, les betteraves et le lupin. Au dessert apparaissaient
les tartes, les fromages, les gâteaux au miel, les fruits et les
escargots grillés. Je doute fort que nos modernes estomacs
accueillent avec plaisir ces énormes morceaux de viande, as-
saisonnés comme je viens de le dire. Notre délicatesse s'ac-
commoderait encore moins de ces escargots grillés qui ré-
jouissaient nos aïeux. Le déjeuner des Gallo-Romains se
composait de miel, de raisins secs, ou simplement de pain
trempé dans du vin. Le café au lait vaut encore mieux, malgré tout le mal qu'on en dit. Demandez-le aux Parisiens de
nos jours.

Notre cuisine semble supérieure à celle de nos pères par
l'art des assaisonnements, et elle en diffère par un certain
nombre d'aliments qui leur étaient inconnus. La simple énu-
mération de ces mets serait trop longue.

L'Asie connaissait depuis longtemps le riz, qui, pour elle,
remplace le blé, le salep, qui est un adjuvant précieux. Elle
exploitait la canne à sucre dès le quatorzième siècle. Le
sucre était alors vendu par les Indiens sous forme pulvé-
rulente. On s'en procurait difficilement, et encore au poids
de l'or. Les progrès de la chimie moderne ont fait passer le

sucre dans l'alimentation populaire. Au seizième siècle, l'Asie nous a donné les épices (poivre, cannelle, gingembre, girofle, etc.), puis les oranges, qui se sont naturalisées en Portugal ; elle nous a donné aussi le thé du Japon et le café de l'Arabie, deux aliments, le dernier surtout, qui peuvent se passer d'éloges.

Nous devons à l'Amérique la pomme de terre, ce précieux tubercule, qui se cultive avec succès sous un grand nombre de latitudes, qui s'accommode de tant de façons et trouve sa place sur toutes les tables. Viennent ensuite le maïs, le manioc, le cacao, avec lequel on prépare le chocolat ; les tomates, les topinambours, un certain nombre de fruits excellents, et le thé du Paraguay (*ilex Paraguariensis*), encore trop peu connu, et qui fait les délices des Américains de race latine. Christophe Colomb, en découvrant l'Amérique (1692), n'a donc pas seulement livré une riche proie à son ingrate patrie ; il a rendu un service immense à l'ancien monde, à la civilisation, à l'humanité.

Après avoir parlé des mets, il ne sera peut-être pas inutile de dire un mot de la table elle-même. Entrons dans la modeste demeure de l'ouvrier. Tout respire l'ordre et la propreté ; la propreté, qui est presque une vertu. Le couvert est mis. Une nappe recouvre la table. Chacun a sa serviette. On sert les aliments dans des plats et des assiettes en faïence. Les cuillères et les fourchettes sont en fer étamé ou en étain. Les couverts des dimanches (car il y a encore des ouvriers qui *font le dimanche*), ces couverts, dis-je, sont argentés d'après le procédé Ruolz. Pour l'aspect et pour l'usage, il n'y a nulle différence entre ces couverts et ceux qui sont d'argent massif. On peut même dire que l'apparence n'est pas toujours du bon côté. La table est éclairée par une lampe, ou au moins par une bougie.

La nappe de toile était un objet de luxe pour les riches Romains, parce que l'on ne connaissait, à cette époque, que la filature et le tissage à la main. L'intervention des machines dans ces deux industries a amené une révolution économique qui s'est opérée au profit des masses. — Les assiettes des anciens étaient en terre cuite, et par conséquent spongieuses, se laissant pénétrer par les liquides et les graisses. Les nôtres, grâce à l'émail qui les recouvre et dont nous sommes redevables à l'Italien Lucca della Robbia, qui vivait au quatorzième siècle, sont imperméables aux corps gras, douces au toucher, inattaquables par le vinaigre et les acides végétaux, suffisamment résistantes à l'action du couteau, faciles à être entretenues proprement, et, ce qui ne gâte rien à l'affaire, d'un prix très-modéré, qui les rend accessibles à toutes les bourses. — L'éclairage se fait généralement avec la lampe dite à modérateur, découverte en 1836 par M. Franchot, homme d'une rare modestie. Cette lampe réunit, au plus haut degré, les conditions d'un éclairage magnifique et à bon marché. Aujourd'hui les logements des ouvriers sont aussi bien éclairés que les palais. — A défaut de lampe, on se sert de bougie stéarique. Deux chimistes français, Braconnot et l'illustre Chevreul, ont reconnu et isolé le principe sucré des corps gras, et, par cette opération, ils ont rendu possible la fabrication de ces bougies qui ne tarderont pas à remplacer complétement la chandelle.

Quand Louis XIV fonda l'Opéra français (1672), rien ne fut épargné pour donner de la splendeur à l'institution nouvelle.

Le grand roi faisait bien les choses, mais le mot impossible figurait encore dans notre dictionnaire. A défaut de mieux, on se servit de chandelle. Messieurs les comédiens de sa Majesté dûrent subir, à côté d'eux, un personnage d'une certaine importance; c'était le moucheur de chandelles. Avec nos bougies modernes, pourvues de la mèche tressée inventée par l'ingénieur Cambacérès, l'emploi a disparu. Cette mèche, se brûlant jusqu'à la cendre, n'a pas besoin d'être mouchée; voilà tout le secret. Il est donc permis de dire que la chambre de l'ouvrier, avec sa simple bougie qui ne répand dans l'atmosphère aucune odeur malsaine ou désagréable, est mieux éclairée que le fastueux opéra du grand roi.

Passons à une autre question, l'habillement. Ici nous trouvons d'immenses progrès accomplis sous l'influence de deux ordres de causes. 1° Les matières premières augmentent. 2° L'intervention du travail des machines dans la préparation et la confection des vêtements les multiplie dans une proportion infinie. Henri II, roi de France, fut le premier qui porta des bas tricotés (1559). Louis XIV porta la première paire de bas de soie sortie du métier inventé par un Français, un Normand. Aujourd'hui il n'est plus nécessaire d'être roi pour posséder quelques paires de bas.

Sous le rapport des vêtements en général, que peut-on désirer? Comme composition et comme forme, il n'y a plus de distinction entre les classes sociales. La laine, la soie, le cuir, le coton, le chanvre, le lin, servent indistinctement à la confection des vêtements des riches ou des pauvres. Les vêtements de ceux que l'on appelle les heureux du siècle sont composés de tissus plus fins et plus beaux de couleur; ils sont mieux ouvragés, couverts de plus d'ornements, et encore pas toujours; mais, au fond, qu'importe? Les souliers à talons rouges des courtisans de Louis XIV ne valaient pas mieux, comme chaussure, que les souliers en cuir verni des élégants de nos jours; mais certainement ils valaient moins que les souliers ferrés de nos soldats et ceux de nos laboureurs. L'élégance de la forme, les caprices du bon ton, le choix des couleurs, la recherche de l'harmonie, ces mille riens qui constituent l'empire de la mode, qu'ajoutent-ils à nos habits? Leur donnent-ils des qualités supérieures? Les rendent-ils plus propres à remplir le rôle auquel on les destine? Personne n'oserait le soutenir. Dans l'usage, les habits solides et bien conditionnés de l'ouvrier sont bien supérieurs aux vêtements de nos muscadins. Les charretiers, les ouvriers de fabrique seraient bien embarrassés, s'ils étaient obligés de faire leur besogne vêtus en marquis de l'ancien régime.

A ce sujet, permettez-moi d'emprunter une anecdote à l'histoire de Charlemagne. Ce grand roi savait se montrer dans toute sa magnificence quand il s'agissait de soutenir dignement la splendeur du trône et l'éclat de la couronne; mais, quand la dignité royale n'était plus en jeu, il revenait à la simplicité la plus grande, n'écoutant que ses goûts favoris. Il portait ordinairement une pelisse en peau de mouton, qui lui servait de couverture pendant son sommeil et de manteau quand il montait à cheval. Les courtisans étalaient autour de lui un luxe extraordinaire. Un jour de fête, au sortir de la messe, alors que les personnages de la cour sont parés de leurs plus beaux vêtements de soie, le roi ordonne le départ pour la chasse. Quand on a parcouru les bois, dans la boue, au milieu d'une pluie battante, on rentre au palais. Charlemagne ordonne à ses officiers de revenir le lendemain avec les mêmes habits qui avaient servi pendant la chasse de la veille. Ces habits étaient souillés et déchirés. Lorsque les seigneurs sont réunis, Charlemagne paraît vêtu de sa peau de mouton. « O les plus fous des hommes, leur dit-il, quels sont les habits les plus précieux et les plus utiles? Sont-ce les miens, que je n'ai payés qu'un sou (environ 80 francs de notre monnaie), ou les vôtres, qui ont coûté plusieurs talents? » Et il les congédia confus et humiliés. Il ne serait pas nécessaire de beaucoup chercher pour trouver que la leçon de Charlemagne n'a pas perdu tout à-propos.

On ne conteste pas qu'il y ait un certain progrès dans l'habillement; mais on n'est pas d'accord sur la nature même de ce progrès. Les vaniteux sont satisfaits parce qu'ils portent un habit pareil à celui de M. tel ou tel. Pour moi, la question n'est pas là. Je dis qu'il y a progrès parce que le plus grand nombre porte de meilleurs vêtements qu'autrefois. Quand vint en France Isabeau de Bavière, cette reine infâme qui livra la France à l'Anglais, on regarda comme une merveille sa chemise de toile de Hollande garnie de dentelle. On cite encore Marie d'Anjou, fille du roi de Sicile et épouse du roi de France Charles VII. Cette reine, disent les chroniques du temps, possédait deux chemises de toile. Quel est l'artisan de nos jours qui n'a sa garde-robe mieux montée?

Les voyages ne sont pas seulement des occasions de distraction; ce sont surtout des écoles d'expérience, dans lesquelles le corps et l'esprit trouvent quelque bénéfice. Nous avons donc le droit de faire une excursion dans ce domaine, sans sortir des limites de l'hygiène.

Dans un temps qui n'est relativement pas très-éloigné de nous, les voyages présentaient des difficultés inouïes. Les routes existaient à peine; elles étaient mal entretenues, et peu fréquentées d'ailleurs, si ce n'est par les brigands.

Bouchard, comte de Paris, ayant invité saint Mayeul, abbé de Cluny, à venir à Saint-Maur, pour y amener des religieux de son ordre, le bon abbé refusa. Il ne pouvait, dit-il, entreprendre un voyage aussi difficile en des terres *étrangères et inconnues*. Or, ces terres inconnues étaient ce que nous appelons le département de la Seine, et cela se passait en l'an de grâce 922.

L'art de voyager a fait de tels progrès que l'on n'ose presque pas comparer le temps passé avec le présent, dans la crainte d'être taxé d'exagération.

La vapeur et la boussole, réunies aux perfectionnements de l'art des constructions navales, permettent de faire avec promptitude et sécurité les plus longs voyages sur le perfide élément, comme disaient les anciens poëtes. Ulysse mit dix ans à faire, dans la Méditerranée, un voyage d'environ mille lieues : c'était, en moyenne, cent lieues par an. Dans le même espace de temps, avec notre marine moderne, on ferait cent mille lieues, c'est-à-dire cent fois plus. Il est vrai qu'Ulysse avait un vaisseau à deux rangs de rames, gréé d'un seul mât, avec une petite voile triangulaire tissée en poil de chèvre. Il n'avait ni boussole, ni montre marine.

Les voyages sur terre ont singulièrement gagné. Les chemins sont meilleurs, les moyens de transport plus nombreux, mieux conditionnés, et la vitesse obtenue est considérable. L'établissement des chemins de fer, qui remonte à peine à quarante ans, a posé une limite entre le passé et le présent. C'est une date qui fera époque dans l'histoire de l'humanité.

Les voitures destinées au service public augmentent avec les besoins de la population. Les voitures des particuliers se multiplient dans une proportion analogue. Si Henri IV vivait encore, il pourrait faire visite à son ministre Sully sans déranger la reine qui s'était servie du carrosse royal à l'insu du roi (1). De simples bourgeois de nos jours sont mieux montés que le roi Henri IV : ils ont plusieurs voitures pour leur service personnel. L'ouvrier, sans avoir les embarras de la voiture, embarras plus grands qu'on ne l'imagine, a toujours à

(1) En 1836, le gouvernement fit établir, en Corse, diverses routes royales. Lorsqu'elles furent achevées, le préfet les visita. Ce qui étonna le plus les paysans, ce fut la voiture du préfet. Ils n'avaient jamais vu pareille chose,

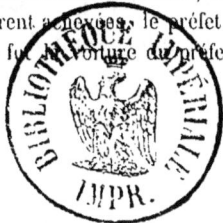

sa disposition une excellente voiture de louage ou au moins l'omnibus, que la modicité du tarif met à la portée des positions les plus infimes.

La plus grande amélioration obtenue dans la construction des véhicules destinés au service des voyageurs consiste dans l'emploi des ressorts. Les omnibus viennent d'y ajouter le luxe des banquettes élastiques.

Les choses étant ainsi établies pour le service du public, beaucoup de personnes sont disposées à croire qu'il en a toujours été ainsi. L'histoire nous apprend le contraire.

Reportons-nous au quatrième siècle avant Jésus-Christ. La civilisation orientale brille d'un vif éclat. Alexandre-le-Grand occupe le premier rang. Maître de la Grèce asservie, vainqueur au passage du Granique, à Issus, à Arbelles et dans cent autres batailles, il a soumis à son sceptre la haute et basse Asie, depuis la Mer Noire jusqu'à l'Océan. Il a touché en conquérant l'Égypte, l'un des berceaux de la civilisation, et fondé Alexandrie, dont il a deviné la haute destinée. Darius, Taxile, Porus et beaucoup d'autres princes sont vaincus. Sa puissance ne connait plus de limites. Alexandre veut faire son entrée triomphale dans la grande Babylone, la cité aux cent quatre portes d'airain massif, la capitale de l'empire de Nabuchodonosor. La foule, avide de contempler les traits du jeune conquérant, se presse sur son passage en poussant des cris de joie et d'allégresse. Les ministres de toutes les nations l'attendent pour se jeter à ses pieds. Ses capitaines, couronnés de fleurs et parés des plus riches vêtements, l'entourent de toutes parts. Luimême déploie tout le faste des rois de l'Orient. Il s'avance, nous dit Plutarque, « porté sur une estrade de forme carrée « qu'on avait placée sur un char fort élevé et trainé par huit « chevaux. . . . » Alexandre, repu des félicités humaines, ébloui de l'éclat qui l'environne, fou d'orgueil, pense à se

faire adorer comme un dieu..... Oh! le joli dieu, en vérité,
qui n'a qu'une lourde charrette portée sur deux roues pour
traîner sa divinité! . . . . Le maître du monde eût été plus commodément dans un fiacre à trente sous.

La vitesse obtenue dans les voyages a pour résultat une di-
minution de fatigue et surtout une grande économie de temps,
ce qui est une vraie richesse. Elle a de plus l'avantage, pour
nous Français, de satisfaire l'une des exigences de notre ca-
ractère national. On sait que nous sommes toujours pressés.

Mme de Sévigné s'extasie sur la *diligence et la fidélité
de la poste* lorsqu'il lui arrivait de ne mettre que neuf jours
pour lui apporter des nouvelles de sa fille qui habitait la Pro-
vence. Un siècle plus tard, quand la cour se rendait au château
de Fontainebleau, elle mettait deux jours à faire le voyage;
le roi couchait en route. Aujourd'hui, on fait le même trajet
en une heure quinze minutes.

Les diligences bien organisées marchaient à raison de deux
lieues à l'heure. Les trains ordinaires de chemin de fer font
huit lieues dans le même temps; les trains express vont plus
vite. Si l'on avait dit à Mme de Sévigné qu'un grand nombre de voyageurs, commodément installés dans des voitures
traînées sans chevaux, pourraient être transportés de Paris à
Marseille en vingt heures, elle aurait crié à la folie. Cette folie
est pourtant devenue une réalité, grâce à un mariage fait,
par la science moderne, entre deux ennemis qui paraissaient
irréconciliables, l'eau et le feu. On sait que c'est à la vapeur d'eau que nous devons la célérité qui nous étonne.
Quelle puissance, en effet, dans cette eau!

Pendant l'année 1864, les 521 locomotives du chemin de
fer du Nord ont fourni un parcours total de 57,500,000 lieues,
c'est-à-dire qu'elles ont fait plus de lieues en un an qu'il
n'existe de minutes en un siècle. Si ces locomotives avaient

été lancées dans la direction de la ligne équinoxiale, qui partage fictivement la terre en deux parties égales, elles auraient fait 5,277 fois le tour de la terre. Or, la terre a environ 9,000 lieues de circonférence.

Les compagnies de chemins de fer, en offrant une circulation aussi étendue et aussi fréquente, rendent des services immenses au pays. Partout où elles étendent leur réseau, elles portent le mouvement, la vie et la prospérité. Elles remplissent un rôle utile par excellence, indépendamment des agréments qu'elles procurent à la population.

On peut dire, sans exagération, que les chemins de fer ont popularisé les voyages en se mettant à la portée de toutes les classes de la société. Le service des voyageurs a pris des proportions inconnues jusqu'à ce jour. La compagnie d'Orléans a transporté, dans le courant de l'année 1864, plus de 8,500,000 voyageurs. Un pareil service s'est fait sans bruit sur une partie seulement de notre territoire. Les chevaux réunis de l'Europe entière n'auraient pu en faire autant.

L'industrie moderne, secondée par l'art de l'ingénieur, était seule capable de pareils prodiges. Eh bien! le génie moderne, inspiré par l'esprit de progrès, n'a pas dit son dernier mot. Quand l'électricité sera devenue le moteur universel, on verra se produire des merveilles de vitesse et de sécurité. Mais il est probable que nos descendants seuls assisteront à cette grande métamorphose.

Ici je m'arrête, car je dépasserais le but. Si je voulais parler des grandes questions qui se lient d'une manière intime au bien-être populaire, je devrais signaler à votre attention les avantages attachés à diverses grandes institutions qui sont l'honneur et la gloire des sociétés modernes. Parmi ces institutions figureraient les expositions universelles, ces luttes pacifiques entre tous les hommes d'intelligence, de travail et de bonne volonté. Dans le nombre et dans les premiers rangs, je placerais encore l'adoption par tous les peuples d'un système uniforme de poids et mesures, la diffusion des langues, les mesures relatives aux échanges entre les nations, l'établissement du télégraphe électrique, qui bientôt transmettra la pensée jusqu'aux confins de la terre, dans un temps presque indivisible et aussi rapide que la pensée elle-même. Ces institutions, filles de la science moderne, et bien d'autres qu'il faut passer sous silence, établissent, entre les hommes de tous les pays, des liens indissolubles qui tendent de plus en plus à entretenir la concorde et raffermir la paix. La vieille barbarie voulait l'isolement, la société moderne demande la communauté des intérêts et l'union des peuples.

La grande famille humaine tend visiblement à se reconstituer. Du nord au midi, du levant au couchant, l'homme retrouve dans l'homme un frère, c'est-à-dire un autre lui-même. Pour le cœur, pour l'humanité, il n'y a pas de frontières.

La Providence, en faisant une répartition variée, mais équitable, de ses faveurs, ne semble-t-elle pas avoir établi la nécessité de l'accord et de la solidarité entre les peuples ? Aux uns, elle a prodigué les faveurs matérielles, la clémence des saisons, la fécondité du sol; aux autres, elle a accordé les dons de l'esprit, les trésors de l'intelligence, les qualités du cœur. Si une nation possédait tous les biens à la fois, elle serait le point de mire de l'envie des autres nations. De l'envie à la haine, et de celle-ci à la guerre, il n'y aurait qu'un pas. La discorde régnerait éternellement sur la terre.

Ce que je dis des nations s'applique aux individus. Dieu a accordé à chacun de nous des aptitudes diverses. Si nous étions tous pourvus de la même qualité, nous serions aptes à remplir le même rôle. Mais où cela nous conduirait-il ? Si nous étions tous tailleurs, qui nous donnerait la nourriture ?

— 22 —

Si nous étions tous cordonniers, qui nous ferait des habits? Si nous étions tous boulangers, qui construirait des maisons? Si nous étions tous maîtres, qui serait élève? Et ainsi de tous les états. La différence qui existe entre les hommes, l'inégalité qui règne entre les facultés, sont donc les pivots sur lesquels repose l'existence de la société. L'harmonie sociale naît de la diversité des aptitudes, comme en un concert l'harmonie musicale naît de la diversité des notes et des instruments. La Providence, dans sa suprême sagesse, a voulu qu'il en fût ainsi. Elle semble l'avoir voulu pour nous apprendre à unir nos intérêts et pour que nous trouvions, même dans la nécessité, le principe de charité et d'amour qui doit relier tous les membres de la famille humaine.

Au point de vue moral, nous ne comptons que deux étapes, mais deux grandes étapes. La dernière a réalisé le progrès par excellence en donnant la règle infaillible de la conduite des hommes. En disant ces simples mots : « Aimez-vous les uns les autres, » le christianisme a fondé la morale et en a donné la formule définitive. Semblable à la colonne mystérieuse qui guidait le peuple hébreu au milieu du désert, ces paroles magiques dirigent aujourd'hui l'humanité dans sa marche lente et majestueuse à travers les siècles. Manne divine, elles ont produit des effets délicieux. Par elles, les esclaves ont été affranchis, et la famille a été constituée.

L'égalité des droits est maintenant inscrite dans nos codes, comme elle est gravée dans nos mœurs. Malheureusement les droits de l'humanité ne sont pas encore partout reconnus. L'esclavage et l'inégalité systématique des conditions existent dans tous les pays qui n'ont pas franchement et complétement rompu avec les traditions et les dogmes du paganisme.

La famille, disons-nous, a pris naissance sous le souffle bienfaisant du christianisme. Chacun a pris son rang. Les enfants n'appartiennent plus au père à titre de chose : il ne peut plus en disposer comme d'un meuble. Il n'a ni le droit de s'en défaire sous prétexte d'infirmité, ni le droit de les donner ou de les vendre.

La femme, reléguée au dernier rang par la société païenne, a été élevée à la dignité de créature humaine. Emule de l'homme, son égale par le sentiment, souvent sa supérieure par le dévouement et le sacrifice, elle est devenue sa compagne bien-aimée. Illuminée en quelque sorte par le don de charité, elle sait adoucir les amertumes de la vie. Sa bonté ineffable lui fait découvrir les baumes qui conviennent aux plaies du cœur. Par l'effet d'une grâce merveilleuse, elle sait inspirer aux forts l'indulgence et aux faibles la soumission. Placée entre le père et les enfants, elle est le lien tutélaire qui entretient l'union et le bonheur dans la famille dont elle peut, à si juste titre, être appelée l'ange gardien.

Je me résume en quelques mots.

Le progrès est partout : le monde est son domaine.

Dans l'ordre matériel, il procède avec lenteur, mais sans arrêter complétement sa marche, une découverte amenant une autre découverte.

Dans l'ordre moral, le progrès ne consiste plus dans la nouveauté et la recherche des principes; ils sont trouvés. Il ne s'agit aujourd'hui que de les implanter, en quelque sorte, dans le cœur des hommes, afin qu'un plus grand nombre participe aux mêmes bienfaits.

L'intelligence et les instincts s'éveillent facilement quand on les allèche par l'appât des jouissances matérielles. Les âmes sont plus difficiles à conquérir, parce qu'on leur demande des sacrifices.

En somme, pourtant, nous serions bien ingrats si nous méconnaissions la métamorphose salutaire qui s'accomplit sous nos yeux et à notre avantage commun. Le bien-être et les mœurs marchent d'un pas égal dans la voie du progrès. L'un et l'autre brillent d'un vif éclat par la réalité actuelle et par les espérances de l'avenir.

Mais la réalisation de ces espérances ne peut être obtenue qu'au milieu du calme des esprits. Plus nous serons patients et maîtres de nous-mêmes, plus nous laisserons de temps à la réflexion et aux recherches, plus tôt nous verrons se développer les sciences, les arts, l'industrie, qui, en résumé, représentent la richesse publique et par conséquent le bien-être des masses.

Si l'ouvrier de nos jours savait mesurer ses désirs à ses besoins, s'il savait jouir du présent, s'il avait foi dans l'avenir, se reposant sur la réalité et méprisant les chimères qui trop souvent le séduisent; s'il comprenait bien que le temps seul, fécondé par le travail, peut amener l'amélioration progressive de la condition humaine; en un mot, s'il mettait dans son bagage le moindre petit grain du sel de la sagesse qui est indispensable à tous ceux qui recherchent le bonheur sur la terre, je le proclamerais plus heureux qu'un roi.

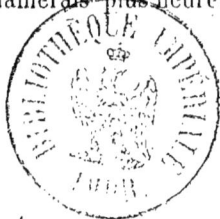

Paris. — Imp. Poitevin, rue Damiette, 2 et 4.